Docteur ROUX

St-SATURNIN-D'AVIGNON (Vaucluse)

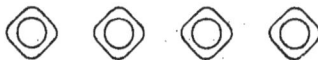

Trente Ans ◇ ◇ ◇ ◇
◇ de Pratique Médicale

en France et en Algérie

Vendu au Profit de la Caisse des Retraites de la " Prévoyance Médicale "
29, Rue de Londres, PARIS

Prix : 2 Francs

AVIGNON
Imprimerie P. TREMBLET, place Corps-Saints, 4

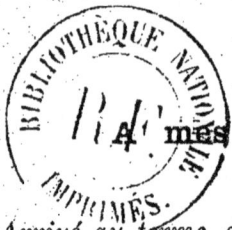

A mes Confrères,

Arrivé au terme de ma carrière médicale, à cet âge où l'on vit plus dans le passé que dans le présent, je recueille quelques souvenirs plus intéressants qu'instructifs, épars dans divers journaux, qui me rappellent ma vie médicale si mouvementée et je les leur offre sous la forme de ce petit opuscule... C'est ma carte P. P. C.

Parmi ces études il en est que j'aurais bien voulu approfondir et, en ce temps où on ne parle que de réforme des études médicales, elles me suggèrent l'idée que la thèse de Doctorat serait bien mieux placée à la fin de la carrière médicale qu'au commencement. Ce serait alors une œuvre personnelle, agréable et utile, fruit d'un esprit ayant atteint toute sa maturité et non une inutile et fastidieuse compilation. Elle tiendrait l'esprit du praticien en éveil et l'empêcherait de s'enliser dans la routine et la paresse.

Puissent nos jeunes successeurs auxquels notre profession réserve tant de déboires inévitables jouir au plus tôt des améliorations que leurs aînés leur préparent.

Puissent-ils, tout en cultivant la science, avoir l'esprit plus positif que la plupart de leurs devanciers et s'affilier de bonne heure à l'admirable Société de la Prévoyance médicale qui leur assurera gratuitement une retraite pour leurs vieux jours : « Crede experto Roberto ».

SOMMAIRE

LE CORRESPONDANT MÉDICAL

Paris, 15 Juin 1902.

Une Page d'Histoire

C'était la fin d'une lumineuse et énivrante journée d'avril. Le *Cachalot* entre dans la rade d'Alger, pousse trois hurlements déchirants et de ses flancs sort une nuée d'aventuriers qui se ruent a la conquête de l'Algérie.

Dix jours après, une des plus belles maisons d'Alger porte une plaque flamboyante où étincelle « Docteur Duremple ».

La ville comptait un médecin de plus ; grand, bien fait, la blague et l'assurance du voyageur de commerce marseillais ; elle, petite, alerte, le nez retroussé, les yeux polissons. Dépourvus tous deux de préjugés bourgeois, le succès ne devait pas se faire attendre. Deux ans après la ville était conquise. Mme Duremple était à la tête de toutes les réunions mondaines, religieuses, patriotiques : lui était le médecin de la Préfecture et même du Parquet. Comment avait-il pu enlever si rapidement les situations les plus enviées ?

C'était le secret de la capiteuse Mme Duremple. Quelques années après, la clientèle riche suivait irrésistiblement le mouvement, et les palmes académiques venaient couronner un si beau succès. C'était le Capitole. Non ! c'était la Roche Tarpéienne !

....

— Té ! l'ami Durand ! Comment ça va, mon vieux ?

— Monsieur, vous faites erreur, je ne vous connais pas ! répond majestueusement le docteur Duremple qui sortait de la Pharmacie du Pilon-d'Or.

Mais son interlocuteur n'était pas homme à se laisser démonter. Il rentre dans la même pharmacie et apprend qu'il vient de tutoyer le Docteur Duremple, une sommité médicale de la ville.

· Ça, le Docteur Duremple ! mais c'est mon copain Durand, élève en pharmacie. Nous avons passé deux ans dans la même boîte, à Marseille.

Il fait part de sa découverte à plusieurs médecins. On va à la Préfecture. Le diplôme du docteur Duremple a bien été déposé, mais son titulaire serait âgé de 88 ans.

Appelé au Parquet, il avoue tout. Il se nomme bien Durand, élève en pharmacie, ex-secrétaire du docteur Duremple, de Marseille.

A sa mort, il était parti avec ses papiers et sa bonne qui était sa maîtresse. Les expertises judiciaires étaient faites par un interne de l'hôpital dont il signait les rapports.

Menacé d'arrestation pour ses nombreux faux, il ne perd rien de sa belle assurance (ce que c'est que d'être de Marseille).

— Remarquez, Monsieur le Procureur, que si vous me poursuivez toutes les condamnations résultant de mes nombreuses expertises seront frappées de nullité.

Touché par cet argument topique, le Procureur le pria de vouloir bien disparaître et il eut la bonne grâce de consentir à quitter la capitale de l'Algérie pour celle de la France où il exerce la médecine en braconnier. Il a dû y rencontrer un confrère en fumisterie, le pseudo docteur Radin qui, pendant 6 ans, occupa un des plus beaux postes de médecine de colonisation, fonctionnaire nommé par le Gouvernement général. Pour diplôme il avait présenté la thèse d'un homonyme !!! Dénoncé par un compatriote corse (vengeance électorale), il s'esquiva de la même façon vers Paris où il pratique toujours la médecine sans diplôme.

Il avait — lui aussi — femme gentille et les vulgaires préjugés ne les gênaient pas.

Et maintenant si vous doutez de la haute moralité et de la lumineuse clairvoyance de la magistrature et de l'administration, c'est que vous avez le caractère mal fait.

JOURNAL DE MÉDECINE DE L'ALGÉRIE

A'ger, Octobre 1888.

Une Epingle à cheveux dans la Vessie

Une jeune fille de quinze ans, accompagnée de ses parents, se présente dans mon cabinet ; la mère me déclare que sa fille, *en s'asseyant sur son lit*, s'est enfoncé une épingle à cheveux dans les parties sexuelles. Après des explorations avec le doigt, la sonde et le speculum (car la jeune fille était déflorée). je déclare que je ne trouve aucun corps étranger. Quinze jours après retour des parents et de la fille qui se plaint de vives souffrances en urinant, et ajoute que l'urine s'écoule par gouttes. L'introduction de la sonde fait entendre, cette fois, un frottement métallique et ramène des urines purulentes et sanguinolentes. Plus de doutes, l'épingle à cheveux est imp'antée au col de la vessie. Prenant la jeune à part, je lui demande des renseignements sur ce qui s'est passé ; je lui fais comprendre que les médecins connaissent parfaitement les habitudes vicieuses des jeunes filles ; qu'en se livrant à la masturbation elle a introduit cette épingle dans le canal urinaire où elle lui a échappé ; et que, du reste, elle est déflorée. Elle nie tout et se prétend vierge, bien que le speculum pénètre avec facilité. Séance tenante, je la chloroformise avec l'aide d'une sage-femme : j'introduis dans le canal urinaire les pinces à pansement de la trousse, je saisis l'épingle, mais les mors glissent et ne ramènent qu'un dépôt d'urates formé sur l'épingle. Après de nombreuses tentatives toutes identiques et infructueuses, je parviens, en explorant la paroi supérieure du vagin, à sentir à travers les tissus la pointe de l'épingle. Par une incision en ce point, la pointe de l'épingle fait saillie dans le vagin, et la saisissant avec les mêmes pinces, je parviens à l'extraire, non sans efforts. Elle sort toute recourbée et enduite d'un dépôt d'urates.

Légère hémorrhagie, incontinence des urines qui passent par la fistule ; émission pendant une quinzaine de jours de nombreux calculs, dont quelques-uns très volumineux : guérison complète au bout d'un mois.

Tout extraordinaire que paraisse chez une jeune fille l'emploi d'une épingle à cheveux pour se procurer des sensations voluptueuses on ne peut pas le mettre en doute ; plusieurs observations ana'ogues ont été publiées, et généralement les victimes de cette pratique vicieuse ayant eu plus de franchise que le sujet de cette observation, ont fait des aveux complets.

Dr Roux, *Médecin de l'Hôpital de Relizane.*

P. S. — J'ai suivi avec un vif intérêt les observations semblables qui ont été publiées depuis. Un académicien n'a rien trouvé de mieux que de pratiquer la taille hypogastrique. — Le pavé de l'ours. — On n'est pas académicien pour rien. Le docteur Reboul, de Nimes, qui n'est pas académicien et se contente d'être un excellent chirurgien, dans un cas absolument semblable (*Echo Médical des Cévennes*, août 1905) a pu extraire l'épingle coupable en la saisissant avec un crochet à bottines après dilatation du canal avec les bougies d'Hégar et les doigts.

C'est bien le meilleur procédé.

LE MOUVEMENT THERAPEUTIQUE

Paris, 15 Mars 18)4.

à M. le Docteur MONNIN

Curieuse Observation d'Imitation impulsive

Un interprète judiciaire pour la langue arabe m'invita un jour à venir chez lui examiner un de ses collègues, Ben Sliman, qui était atteint d'une curieuse affection : il était obligé, malgré lui, d'imiter tous les mouvements qu'il voyait, tous les bruits qu'il entendait.

Je fus présenté à un beau nègre dont les aïeux étaient originaires du Soudan, d'une belle stature et à la physionomie intelligente ; aussitôt la représentation commença.

Une dame jouait du piano et Ben Sliman écoutait gravement assis, quand un assistant se mit à pirouetter dans le salon en chantant. Aussitôt Ben Sliman se lève, pirouette et chante de la même façon, tout en reprochant à son ami de lui faire manquer de respect à la société.

On passe dans le jardin et Ben Sliman s'empresse de sortir une cigarette, qu'il se dispose à allumer ; mais un assistant, qui a fait la même manœuvre souffle sur son allumette, au moment où Ben Sliman va allumer sa cigarette : celui-ci fait de même et éteint sa propre allumette. La même manœuvre se renouvelle plusieurs fois et notre arabe est obligé de s'isoler dans un coin du jardin pour allumer sa précieuse cigarette.

Pendant son absence, on me raconte que lorsqu'il veut gronder ou corriger son fils, qui est très polisson, celui-ci se met à danser et à chanter devant son père, qui est obligé de l'imiter.

Je ne raconterai pas toutes les scènes analogues et souvent très comiques qui se passèrent en ma présence. J'avoue qu'il me fut bien difficile de rèpondre aux assistants, lorsqu'ils me demandèrent le nom de cette maladie et sa nature. Je demandai à me recueillir et à faire des recherches.

Ben Sliman m'apprit que cette affection n'était pas rare chez les nègres du Soudan. Après de patientes recherches, j'ai fini par trouver, dans un numéro de l'*Abeille médicale* du 4 mars 1884, la description d'une affection semblable qui se ait fréquente en Sibérie, sous le nom de *miryuchit* et qui surviendrait à la suite des hivers rigoureux.

Le sujet de l'observation est un pilote sibérien, qui imite tout ce qu'il voit ou entend. Les passagers sautent, jettent leurs chapeaux à la mer, imitent les cris des animaux et notre malheureux pilote fait de même, tout en montrant une vive contrariété.

Quel nom médical donner à cette affection si bizarre ? J'en ai cherché un qui fût tiré du grec, d'une bonne longueur et bien incompréhensible, selon les traditions en honneur, mais ne trouvant rien de satisfaisant, je l'ai appelé tout simplement « Imitation impulsive » en attendant qu'un savant lui en trouve un plus scientifique et plus distingué. Cette affection doit être classée évidemment dans la grande famille des *névroses*. Elle est de la même nature que la suggestion ; dans ces deux états, le sujet agit malgré lui, soit parce qu'il le voit ou l'entend faire. L'imitation impulsive serait une névrose chronique et la suggestion serait une névrose aiguë et temporaire. Le bâillement par imitation n'est-il pas lui-même une imitation impulsive, localisée sur une seule région au lieu d'être généralisée ?

Il est difficile d'établir la cause déterminante d'une névrose si peu connue. Nous savons seulement qu'elle est fréquente dans deux régions qui ont des températures extrêmes, mais opposées, le Soudan et la Sibérie. Cela n'a rien de surprenant : un froid et une chaleur intenses déterminent également l'affaiblissement du système nerveux et peuvent y produire la même lésion. Je demandai à Ben Sliman s'il n'avait pas fait des excès génésiques ; mais il me répondit avec l'accent de la conviction : « Jamais. Je n'ai que deux femmes, et j'en contente une chaque soir, ainsi que le fait tout bon musulman qui ne veut pas exciter la jalousie entre elles ». Je fais le lecteur juge !

Quant à la nature intime de cette névrose, la lésion nerveuse qui existe certainement et expliquerait un état si bizarre, elle nous est totalement inconnue.

Dans les paralysies des membres, nous voyons la volonté impuissante à déterminer le mouvement ; ici, au contraire, nous le voyons impuissante à l'arrêter.

Quel est ce mystère ?

— Voilà encore un profond sujet de méditation qui ouvre une porte sur l'inconnu, dirait Zola

N. B. — Cette observation me paraît ressortir au *mimétisme hystérique*.
                                                                Dr E. M.

LE MOUVEMENT THERAPEUTIQUE

Paris, 1er Mai 1893

Un Mari impatient

Notre savant confrère, le Dr Roux, nous adresse l'observation sui-vante qui ne manque pas de certaine couleur locale :

« Un chef arabe des Hauts-Plateaux, âgé de 70 ans, descend à Relizane avec sa *smala*, fait appeler une sage-femme et lui confie que, depuis que sa favorite est accouchée, il ne peut avoir de rapports sexuels avec elle : qu'elle est bouchée (*sic*). La matrone l'examine et déclare au mari qu'il faut pratiquer une opération qui n'est pas de sa compétence, qu'il est indispensable d'avoir recours à un médecin. L'arabe s'y refuse énergiquement ; pourtant, ne voulant pas, comme Moïse, voir la terre promise sans pouvoir y pénétrer, il se décide à faire appeler le *tebib*, mais à la condition expresse que le visage de sa femme restera couvert pendant l'opération.

« Sa figure de campagne étant la seule que j'aie besoin de voir, j'accepte cette condition sans hésitation.

« Je constate qu'à la suite d'un accouchement qui a dû être fort laborieux (car cette femme est toute jeune et son bassin est peu développé), les petites lèvres fortement ulcérées, se sont agglutinées, soudées complètement, laissant un tout petit pertuis, qui permet à peine l'introduction d'un stylet.

« Il s'est produit, naturellement, chez elle l'obturation de la vulve que certaines peuplades du centre de l'Afrique obtiennent au moyen d'une opération, pour conserver jusqu'au mariage la virginité de leurs filles.

« Un coup de bistouri suffit pour rendre à la vulve son ouverture naturelle ; je recommande au mari de respecter sa favorite durant quelques jours et je réclame le paiement de mes honoraires. Mais le fils du désert est méfiant ; il me répond qu'il me paiera la somme convenue quand il se ra assuré de la réussite de l'opération.

« Le lendemain, je le vois arriver tout guilleret ; il me paie sans marchander, et, de plus me fait présent d'un agneau. Je compris à cet empressement généreux, si rare chez les arabes, que (malgré son âge avancé et ses deux autres femmes), il n'avait pas eu la patience d'attendre le délai fixé, pour s'assurer que l'opération était parfaitement réussie. »

TRIBUNE MEDICALE

Paris, 29 Mars 1894.

Les Tractions rythmées de la langue dans un cas
de mort apparente

M. le docteur Roux (d'Alger), ex-médecin des hôpitaux, nous transmet l'intéressante observation suivante, que nous nous empressons de faire connaître :

« Un espagnol, âgé de 50 ans, profondément débilité par la misère était atteint, depuis de longues années, d'un ulcère variqueux de la jambe, dont il ne prenait pas le moindre soin.

En déchargeant une charrette de fagots, une brindille vint piquer la plaie et détermina l'ouverture d'une artère de calibre moyen. On ne s'aperçut de l'hémorrhagie que lorsqu'on le vit s'affaisser dans une mare de sang.

Arrivé auprès du blessé dix minutes après l'accident je trouve un homme ayant perdu connaissance ; plus de pouls, pas le moindre battement cardiaque, pupilles très dilatées, la bouche ouverte, respiration supérieure. Je comprends que cet homme est perdu.

Néanmoins j'arrête l'hémorrhagie ; je fais de nombreuses injections hypodermiques avec de l'éther et du rhum que j'ai sous la main ; et *saisissant la langue avec les pinces hémostatiques* (je les porte toujours sur moi depuis que le procédé Laborde m'est connu)) je pratique les *tractions rythmées*, selon la formule.

La langue était exsangue, flasque comme une chiffe. Sous l'effet des tractions, les battements cardiaques reviennent très faibles un moment, puis disparaissent. Je constate que dès que je cesse les tractions la respiration s'affaiblit et menace de disparaître.

Après avoir continué cette manœuvre pendant une heure sans autre résultat que d'entretenir la respiration, je comprends que je serai vaincu dans cette lutte, si je m'en tiens à cette tentative seule.

Je confie le soin de continuer les tractions à un assistant et je m'absente pour aller préparer un sérum artificiel. Mais l'aide inexperimenté lâche la langue, ne sait plus la reprendre, et le malade succombe quelques minutes après.

Nul doute que si cet accident fut arrivé, de jour, au lieu d'arriver la nuit, les tractions rythmées de la langue m'eussent permis de faire vivre ce malade assez longtemps pour pouvoir pratiquer la transfusion du sérum et le sauver peut-être ? »

N. B. — Il n'est pas douteux que la perte considérable de sang, dans ce cas, a singulièrement compromis la possibilité d'une survie réelle : nous ne savons si une transfusion de serum artificiel, qui était, en effet, parfaitement indiquée, eût ramené définitivement la vie chez cet homme, mais ce qu'il est permis d'affirmer, c'est que les tractions linguales *ont montré ici, comme dans d'autres conditions extrêmes, une puissance d'action incomparable sur le rappel et l'entretien de la fonction cardio respiratoire.*

Dr LABORDE.

LE MOUVEMENT THERAPEUTIQUE

Paris, 15 Juillet 1898.

Rupture du vagin pendant le coït

(Observation originale du Docteur Roux, d'Alger)

Mlle Carmen, d'origine espagnole, me fait appeler la nuit pour arrêter une forte hémorrhagie qui se produit par le vagin. Elle me déclare qu'elle vient d'avoir des rapports sexuels avec son amant qu'elle n'avait pas vu depuis trois ans et que, dans le feu de l'action, elle a éprouvé une vive douleur, puis s'est sentie inondée de sang. Le coït a eu lieu dans l'attitude debout, en grande hâte, pour profiter de l'absence de la mère. Cette fille ayant accouché d'un enfant trois ans avant, je pense que l'hémorrhagie provient de quelque ulcération du col et n'offre aucun danger. Je me retire en prescrivant des injections au perchlorure de fer et l'introduction de morceaux de glace dans le vagin. L'hémorrhagie persistant toujours, on me rappelle, et la malade étant très affaiblie, je procède au tamponnement à la gaze iodoformée qui est insuffisant et je suis forcé de bourrer le vagin de ouate imbibée de perchlorure de fer et ndu d'eau. Deux jours après, j'enlève les tampons et je reconnais que le vagin présente une déchirure à son insertion au col, en haut et à droite, mesurant 3 centimètres de longueur et en voie de cicatrisation.

Cette observation, bien qu'elle offre un faible intérêt médical, m'a paru digne d'être relatée à cause de la rareté et de la singularité du cas.

On se demande d'abord comment une membrane aussi extensible que le vagin peut se rompre dans des conditions aussi peu traumatiques que le coït ? Les observations de cette nature très rares en France, sont fréquentes en Russie, et toujours on a constaté que la rupture du vagin était favorisée par quelque affection ancienne de cet organe. Dans le cas qui nous occupe le sujet était atteint d'un eczéma chronique qui avait ulcéré le vagin et l'utérus, et on conçoit qu'en pratiquant le coït debout et avec violence, l'homme étant plus grand que la femme, le pénis a dû porter fortement en haut la paroi vaginale supérieure qui a cédé au point où elle était ulcérée et amincie. Il est bon cependant que le praticien sache que pareil effet peut se produire même si la paroi vaginale est absolument saine. Un journal roumain relate, en effet, une observation analogue dans laquelle une jeune fille a eu la paroi recto-vaginale rompue dans un premier coït, par l'effet de la résistance opposée par une hymen fibreuse qui repousse le pénis en bas.

Ma plus Belle Opération

J'étais médecin de colonisation dans la grande Kabilie, la Suisse algérienne, superbe contrée que je regrette toujours. Le traitement alloué par le Gouvernement était modeste et la clientèle rare. Il fallait donc trouver des ressources para-médicales. J'achetai trois jeunes mules avec l'espoir de les revendre avec bénéfice ; mais le fourrage manquait et l'orge était très chère. Ayant remarqué qu'un fabricant d'huiles d'olives délaissait les tourteaux de son usine, j'eus l'idée de les utiliser pour la nourriture de mes trois pensionnaires. A l'apéritif on parla de ma tentative qui fut jugée sévèrement. Parce qu'il est docteur, dit un colon, il croit connaître notre métier mieux que nous. Un loustic s'écria que je ne me contentais plus de tuer les gens que je voulais aussi tuer les bêtes Malgré ces tristes pronostics, mes mules se faisaient superbes et avaient doublé de valeur, ne coûtant presque rien à leur propriétaire. Mes détracteurs, pas bêtes du tout, se mirent aussitôt à suivre mon exemple, mais le fabricant d'huiles, pas bête, non plus, se mit à leur vendre ses tourteaux un bon prix. Des pluies diluviennes m'avaient empêché d'atteler mes mules et la plus jolie répondant au nom de Zora, robe alezan, jambes de cerf, l'œil doux, grand, humain, s'agitait plus que les autres. J'ordonnai à mon domestique d'aller la promener. S'arrêtant à toutes les buvettes qui bordaient la route, il fut bientôt complètement gris et voulant faire de la haute école, essaya de lui faire sauter un mur. La bête se cabra pour le franchir, mais les jambes de derrière s'enfoncèrent dans le sol détrempé et la pauvre Zora tomba à la renverse, le paturon de la jambe gauche postérieure fracturé. Le vétérinaire consulté me dit : « Il faut l'abattre ». Comment ! une bête qui vaait 600 francs ! pleine de vie, jamais ? Ne pourrait-on pas la traiter et la guérir comme on fait pour les gens ? Je vais la suspendre au plafond afin qu'elle ne tombe pas, me répondit-il, puis vous ferez ce que vous voudrez et bonne chance. J'appliquai au paturon un appareil inamovible ouaté, silicaté comme j'aurais fait à une « vague humanité » et j'attendis patiemment le résultat. Les colons suivaient la cure avec un léger scepticisme, mais ne me raillaient pas comme précédemment. Six mois après, la mule parfaitement guérie, reprenait son service ; seulement, lorsqu'elle avait fait une douzaine de kilomètres au trot, elle boitait. Au point de soudure des os, où s'était formé le cal, passait un tendon qui était ainsi légèrement raccourci, d'où la claudication. Je la vendis néanmoins 400 fr. car elle était encore très apte aux travaux des champs.

Cette opération me fit le plus grand honneur dans l'esprit des colons. Guérir une fracture chez un homme, la belle affaire, tous les morticoles en font autant, mais guérir une mule au lieu de l'abattre et gagner 400 fr., voilà de la belle chirurgie... conservatrice. Je compris alors qu'il valait mieux soigner les bêtes que les gens et je regrettai d'avoir deviné trop tard qu'il y avait en moi la double étoffe d'un éleveur et d'un vétérinaire. Je m'explique pourquoi un vétérinaire me prend 5 francs pour examiner un cheval que je veux acheter, tandis que j'ai de la peine pour obtenir 3 francs d'un conscrit qui vient se soumettre à ma visite avant le conseil de révision ; pourquoi un vétérinaire me prend 10 francs pour appliquer des pointes de

feu au jarret de ma jument, tandis que je ne prends que 5 francs à
uu être humain.

Plus tard il me fut donné de connaître les notes que les maires qui
s'étaient succédé avaient donné sur mes capacités médicales. L'un
avait déclaré que j'étais bon médecin mais mauvais chirurgien : son
successeur avait déclaré juste le contraire ; mais le troisième (après
cette brillante opération), me déclarait excellent médecin et chirurgien. Depuis 30 ans que j'exerce la médecine, je n'ai jamais fait d'opération aussi fructueuse et qui m'ait rapporté autant de considération.
C'est bien ma plus belle opération.

ÉCHO MÉDICAL DES CEVENNES

Octobre 1906.

Une Membrane Hymen récalcitrante

C'était en Algérie, dans le brûlant pays de Relizane, 40° degrés
jour et nuit. Mes nouveaux clients m'avaient souhaité la bienve-
nue à leur façon : « Tenez-vous bien, dans 6 ans nous avons perdu
3 médecins à l'âge de 40 ans, calcinés par la chaleur ».

Malgré cette canicule, le gros Jacob avait épousé la belle Rebéca...
Deux jours s'étaient écoulés et le mariage n'était pas consommé. Toute
la tribu Israélite était en grand émoi, car d'après la loi de Moïse un
mariage blanc est nul ; il faut qu'il soit rouge, bien rouge ! Il faut
pouvoir montrer aux visiteurs, comme un glorieux étendard, la chemise ensanglantée de la mariée.

Les parents du mari prétendaient que la faute incombait à la femme
qui était mal conformée, qui était bouchée (sic), et les parents de la
femme accusaient le mari d'impuissance. Israël s'était naturellement
divisé en deux camps, chacun prenant parti selon ses intérêts ou ses
sentiments.

Après un long conseil de famille, les mères des nouveaux époux
décidèrent d'intervenir auprès d'eux pour trancher une situation
qui les couvrait tous de confusion. Le sacrifice fut accompli en leur
présence, selon un rite nouveau : la victime fut placée sur le bord du
lit, dans la position obstétricale, pose qui d'après l'expérience de nos
deux matrones devait être des plus heureuses pour le triomphe d'Eros.

Rien n'y fit, le phénomène ne se produisit pas, le mariage resta
blanc, d'une blancheur désespérante. Mais elles acquirent la preuve
que le mari était bien conformié. Oh ! combien ! vaillant et hors de
cause.

Elles finirent alors par où elles auraient dû commencer et firent
appel à mon ministère. Instruit par la rumeur publique je m'étais
muni d'un bistouri, et mis en présence du corps du délit, j'eus vite
fait de trancher cette hymen fibreuse si récalcitrante et d'ouvrir la
porte de la terre promise à cet infortuné mari, véritable Tantale.

Après un pareil service je pensais recevoir des honoraires conve-
nables. Ce fut le beau-père, Madja (commerçant en céréales, peaux

de bœufs, prêteur à gages, conseiller municipal) qui vint me les régler.

Il me déclara avec force compliments et protestations qu'un pareil service ne se payait pas avec de l'argent, qu'il me considérait comme son fils ; que sa reconnaissance serait éternelle et que je pouvais compter sur sa protection dans le Conseil municipal,

Un mois après, élections municipales. Le nouveau maire, pour lequel je n'avais pas voté, obtenait du nouveau Conseil, dont Madja était le plus bel ornement, un vote à l'*unanimité* me relevant de mes fonctions de médecin communal.

Epilogue. — Voulant me venger d'une pareille trahison, j'actionnais Judas, pardon Madja, devant le juge du paix en paiement d'une somme de 20 francs pour honoraires. Je pris un défenseur pour ne pas me laisser aller à trahir le secret médical.

Madja n'eut pas tant de pudeur ; il exposa la question avec des mots et des gestes rabelaisiens qui lui valurent un grand succès dans l'auditoire, et le bon juge, goguenard, voulant produire aussi son effet, déclara qu'il aurait payé pour être à ma place et que je devais me contenter du prix d'une visite, 3 fr. que m'offrait mon débiteur.

J'étais condamné aux dépens, bon pour 15 fr.

Morale. — Ne poursuivez jamais un juif algérien : c'est un morceau plus dur, plus coriace, plus récalcitrant que l'hymen de la belle Rebéca.

LE MONITEUR MEDICAL

Paris, 1er Mars 1907

Nos Bons Paysans

Elle avait vingt ans, elle était tombée malade le lendemain d'un bal. « Que j'en ai vu mourir de jeunes filles ! » Vomissements, mal de tête, fortes douleurs aux reins, je diagnostique la variole (un cas avait eu lieu récemment dans le voisinage) mais une vieille qui était dans un coin marmottait : « ça, c'est une pérémonie (pneumonie) ».

Voyant que mon diagnostic n'avait pas le don de la persuasion, je demande en consultation.

L'éruption venait de se faire quand il arriva et, naturellement il confirma mon diagnostic, mais la vieille dans son coin marmottait toujours « ça c'est une pérémonie », Voyant le nouvel insuccès de notre diagnostic, je demande un autre médecin. Il diagnostique variole hémorragique (variole noire), mais la vieille dans son coin marmottait toujours « c'est une pérémonie ». Quelques jours après étant à la ville voisine, arrêté devant la devanture d'un magasin, deux femmes qui m'étaient inconnues s'abordent près de moi et, après les salutations d'usage : « *Tu sais, ma chère, dit l'une, une telle est morte, trois médecins l'ont soignée et n'ont pas connu sa maladie.* »

Avale cette couleuvre, pauvre morticole ; heureusement nous étions trois à la partager.

Décidément la vieille triomphait.

Il s'agit d'un jeune enfant de 10 ans, atteint de grippe depuis une quinzaine (mais on n'a pas fait appeler le médecin parce que le malade n'a pas cessé de manger). Voyant la figure pâle, bouffie, les malléoles légèrement enflées, je pense qu'il y a de l'albumine et je demande un échantillon de ses urines. Il était 9 h. du matin, mais je ne le reçois qu'à 5 h. du soir. L'urine contenait des flots d'albumine.

Immédiatement je remets ce billet au commissionnaire : « L'enfant est très sérieusement malade, couchez-le immédiatement, ne donnez que du lait et une cuillerée toutes les heures de la potion (sel de nitre, teinture de scilles). » A minuit, on m'appelle, l'enfant expirait, (après avoir pris quelques cuillerées de la potion, faisait délicatement remarquer la mère.) Le lendemain le bruit se répandait dans tout le village que ma potion avait tué cet enfant. Quelques jours après je rencontrais le père et lui reprochais les bruits que sa femme répandait : « Avez-vous vu mon billet ? Ah ! non ! je ne sais pas si vous en avez envoyé un. Et la potion, savez-vous ce qu'elle contenait ? Il y avait du sel de nitre ; Je sais ce que c'est, j'en donne à mon cheval quand il ne peut pas pisser » et de l'oignon, vous en mangez tous les jours. « Oh ! répondit-il, il ne faut pas faire attention à ce que disent les femmes. »

Que faire en pareille occurence ? ouvrir le parapluie de l'indifférence : mais il faut tout de même qu'il soit bien large et bien solide pour vous abriter des rafales de la sottise humaine. Plus le client est ignorant, plus il est méchant. Je livre à sa méditation l'anecdote suivante : Le gouverneur général de l'Algérie avait un fils âgé de 17 ans atteint de la fièvre typhoïde ; il était en pleine convalescence, se promenait dans les jardins du palais, mais néanmoins par surcroît de précaution, son médecin lui faisait prendre un bain tiède tous les jours. Soudain, il fut pris d'une syncope et mourut d'une embolie au cœur. Naturellement le public inconscient, les chers confrères qui aspiraient à la succession de leur ami et les journalistes, toujours à l'affût du scandale, ne se faisaient pas faute de dauber sur ce pauvre morticole qui était navré.

Le gouverneur, homme d'intelligence et de cœur, se renseigne auprès de médecins impartiaux ; il apprend que l'embolie n'est pas rare dans la convalescence de la fièvre typhoïde et que rien ne peut la faire prévoir. Surmontant une immense douleur (il mourait de chagrin deux ans après) il se rend à l'hôpital et rencontre, comme par hasard, son médecin dans son service et, en présence des étudiants et du personnel, il lui serre la main et le remercie des soins donnés à son fils. Le lendemain, la presse reproduisait ce fait divers et couvrait de fleurs celui qu'elle bafouait la veille.

Certainement on ne peut demander à nos bons paysans d'avoir d'aussi nobles sentiments qu'un Gouverneur général, mais du moins ne devraient-ils pas jouer de la considération d'un praticien avec une telle désinvolture. Il est vrai que pour eux les injures ne sont rien, les coups pas grand chose, les plaies d'argent seules ont de l'importance.

LA CONSULTATION MEDICALE

Paris, Avril 1903

Géographie Médicale

Isolée, perdue au milieu du Pacifique. comme une épave, l'île de Pâques parait re faire partie d'aucun continent. Quelque couple de la Polynésie, renouvelant le voyage d'Ulysse, a dû peupler cette solitude.

Partout où la vie est possible, elle existe ; ainsi le veut la féconde nature ; mais son but atteint, elle se désintéresse de son œuvre. Les indigènes de cette île en font la triste expérience ; leur race s'éteint faute de femmes. Les naissances féminines sont tellement rares que les filles sont achetées à leur naissance et payées comptant malgré les risques d'une marchandise si fragile. La race anglo-saxonne, dont la vitalité est incontestable, présente au contraire, en Angleterre, dix mille naissances féminines de plus. En France les naissances féminines égalent les naissances masculines. Si ces braves insulaires étaient à notre place, la dépopulation volontaire dont nous gémissons en France ne durerait pas longtemps.

On croit généralement que les naissances masculines sont le signe de la vitalité d'une race, cet exemple nous prouve le contraire. La nature ne demande que la propagation de l'espèce et les naissances féminines lui permettent bien mieux d'atteindre son but.

Il est probable que chez les races primitives, les naissances féminines étaient plus nombreuses, ce qui expliquerait et justifierait la Polygamie.

La tuberculose vient ajouter son néfaste concours à la dépopulation. Et pourtant, cette île est bien le Sanatorium idéal. L'indigène vit dans un doux farniente ; il n'a qu'à cueillir les fruits qu'une terre généreuse produit en abondance. Le climat est plus doux, plus régulier que celui de la Côte d'Azur,

La vie en plein air est continuelle, car les habitations sont construites en bambous. Quel est le facteur de cette dégénérence d'une race entière ? On ne peut incriminer ici la triade homicide : alcool, syphilis, variole, qui détruit les populations indigènes. Le seul coupable est le manque de croisement, la *consanguinité* qui anéantit la plupart des familles patriciennes en Europe, puissant agent de la tuberculose, plus meurtrier qu'on ne croit, car l'union de deux constitutions identiques produit le même effet que la consanguinité.

Dr Roux,
Ex-médecin de la Marine.

LE MONITEUR MEDICAL

Paris, Janvier 1897.

Un Transport Judiciaire

Au déclin d'une chaude journée du mois d'août, après une longue chevauchée, nous arrivons en vue d'Oundadja, village de la Grande Kabilie. Plusieurs indigènes se portent à notre rencontre, selon l'usage, pour nous offrir l'hospitalité. Voulez-vous coucher avec une jolie femme ou avec votre cheval, me dit à brûle-pourpoint le juge qui m'avait requis pour faire l'autopsie d'un indigène assassiné. Voyant ma surprise, il m'expliqua que les habitants de cette tribu pratiquaient mieux que l'hospitalité écossaise :

Chez le montagnard écossais
L'hospitalité se donne et ne se vend jamais

car ils offraient en même temps leur femme et leur fille. « Si vous n'étiez pas un nouveau débarqué, vous sauriez que dans ce curieux pays les femmes y sont belles et les maris complaisants. » Revenu de ma surprise, je lui déclarai que j'étais obligé de préférer la litière de mon cheval à la couche d'une belle Oundadjienne, car j'étais marié à une femme que j'aimais beaucoup.

J'avoue que je fus fort intrigué de trouver des mœurs si étranges chez des Kabyles d'une jalousie féroce habituellement. Aucune explication satisfaisante d'une telle anomalie ne pût m'être fournie par les Français ou indigènes que j'interrogeais. J'appris plus tard qu'une tribu du Sud algérien avait les mêmes mœurs. Je me rappellerai, pour en avoir largement profité quand j'étais médecin de la marine, que les indigènes de la Polynésie (Tahiti) pratiquaient le même genre d'hospitalité. De cette rare et curieuse similitude, on est en droit de conclure que les tribus kabiles et polynésiennes ont une origine commune et descendent de l'Asie (ce qui ne fait aucun doute pour les Polynésiens). Il est tout de même étonnant que ces indigènes aient conservé des mœurs si opposées à celles de leurs voisins. Plusieurs femmes vinrent essayer leurs séductions, mais en vain. Une d'elles m'avoua même qu'elle avait habité la ville et que toutes les semaines un tebib (médecin), comme moi, venait la regarder avec une lunette (traduisez speculum). Il me semble que Joseph eût moins de mérite que moi, car il ne résista qu'à une seule Putiphar.

A mon réveil, je fus conduit à la tente où je devais pratiquer l'autopsie. Il s'agissait d'un brigand redouté qui avait trouvé la mort dans des circonstances dramatiques. Il avait pénétré la nuit sous une tente habitée par un indigène et sa femme. Il avait déjà sorti plusieurs objets, mais ayant eu l'audace de vouloir arracher un coffre à bijoux qui était fixé au montant de la tente par une chaine en fer, le propriétaire s'éveilla et le tua net d'un coup de couteau qui lui trancha la carotide. C'était un superbe indigène aux formes sculpturales; il s'était mis complètement nu afin de ne pouvoir être saisi et s'était enduit de graisse de hyène dont l'odeur effraie les chiens de garde si féroces.

L'instruction terminée, on procéda à l'inhumation du défunt. Le corps, placé sur un grossier brancard, fut transporté sur un monticule qui servait de cimetière.

Sa femme apparut, les cheveux en désordre, couverts de cendre, se déchirant la figure avec ses ongles et poussant des hurlements déchirants que répercutaient les hautes montagnes. *Vox apud Rhamam audita est ; ploratus et utulatus multus : Rachel plorans filios et noluit consolari, quia non sunt.* Elle passa plusieurs fois sous le brancard, selon l'usage, puis d'un geste et d'une voix tragiques : « Toi le plus fin voleur de la tribu, qui ne rentrais jamais sans me combler de bijoux volés, adieu ! Toi qui ne passais jamais un jour sans me faire éprouver les voluptés des houris du paradis, adieu !! Que ta dépouille repose en paix, car tu seras vengé ! Tu es plus heureux que le lâche qui t'a assassiné, car ta femme t'a été et te sera toujours fidèle Que ton meurtrier soit maudit en lui et sa postérité ! Que les chiens lui dévorent les entrailles ! Que sa femme fornique avec son bourriquot, que ses filles peuplent le harem de Satan ! Toi tu vivras toujours dans mon cœur et dans le souvenir de toute la tribu dont tu faisais l'admiration par ton audace et ton courage ! Adieu !!!

Cette femme farouche, droite sur ce monticule entouré de hautes et sombres montagnes, en face de ce cadavre, telle la statue du désespoir, criant, hurlant sa douleur sauvage et sincère, tandis que le crépuscule recouvrait tout d'une sombre teinte, me produisit une émotion inoubliable. Je crus vivre une scène de l'antiquité.

J'ai retrouvé ces accents dans *Œdipe-Roi*, au théâtre antique d'Orange, mais comme l'art est faible à côté de la nature, comme la fiction est pâle à côté de la réalité.

ÉCHO MÉDICAL DES CEVENNES

Octobre 1906.

Curieux Cas de Simulation

(Dédié aux Médecins d'Algérie)

Médecin de colonisation dans un village de la grande Kabylie, j'avais pour toute clientèle 250 français qui me donnaient bien peu d'occupation. l'absinthe étant leur unique remède curatif et préventif. Les constatations médicales chez les kabiles, blessures ou autopsies, étaient mon unique occupation. Les troupiers d'Afrique, passés maîtres dans l'art de la simulation, peuvent considérer les kabyles comme des rivaux dignes d'eux.

Un indigène ayant reçu des coups cherche à se venger de son adversaire ; il se déclare grièvement blessé et je reçois un réquisitoire pour aller le visiter et établir un rapport médical,

Je suis mis en présence d'un individu tout bouffi des pieds à la tête et poussant des gémissements. Tout d'abord je crus avoir affaire à une néphrite traumatique, mais je m'aperçois que cette bouffissure n'est pas un œdème, que le tissu cellulaire crépitait lorsqu'on le pressait, et je ne trouvai aucune trace d'ecchymose.

Je comprends que je suis en présence d'une supercherie, mais de quelle nature ?

Le gendarme indigène qui m'accompagne, voyant ma perplexité, me dit que cette enflure n'est pas naturelle et a été déterminée par l'emploi d'une plante dont il ignore le nom français. Je pense alors au Thapsia Garganica très abondant dans le pays où il est un objet d'exploitation. Je m'empresse de faire un essai du suc de cette plante sur une partie bien limitée de mon corps et j'obtiens une bouffissure tout à fait semblable. J'établis mon rapport en conséquence et mon habile simulateur, qui avait espéré faire condamner son adversaire, fut gratifié par le tribunal de 15 jours de prison.

Pour une fois la justice était juste.

L'ECHO MEDICAL DES CEVENNES

Avril 1894.

La Médecine à la Campagne

Je soignai depuis dix jours une femme atteinte de *Valvulite mitrale* (croyez-vous que les grands médecins de Paris aient seuls le droit de fabriquer de nouveaux termes ?). Le mari qui calculait qu'il y avait déjà pour quinze francs de visites, me dit : « Si vous étiez deux médecins à la soigner, chacun venant à son tour, la guérison marcherait peut-être plus vite ?

Soyez Médecin des Hôpitaux, Lauréat de l'Académie de médecine, si, en quelques jours vous n'avez pas guéri un paysan de n'importe quelle maladie, vous n'êtes que le médecin des ânes. Et en cela, il a souvent raison) ainsi que le prouve l'anecdote suivante dont je garantis l'authenticité :

« Une femme vient me voir pour des pertes blanches dont elle veut guérir parce que ça salit le linge et qu'il faut dépenser beaucoup de savon.

« En ma qualité de modeste médecin d'une bourgade, je tiens pharmacie et je délivre une bouteille d'eau phéniquée et un injecteur tout neuf du prix de 4 francs. (Elle me demande si je n'en ai pas un d'occasion pour le payer moins cher). Oh ! sainte antipepsie, quelle profanation !

« Sur sa demande, je lui explique le fonctionnement d'un appareil si compliqué : l'eau phéniquée et la pompe dans un plat, la canule au bon endroit, et en avant !

« Je ne pouvais aller plus loin dans ma démonstration et joindre l'acte aux paroles. Le lendemain elle arrive en coup de vent :

— « Oh ! Monsieur le Médecin, comme c'est mauvais ce que vous m'avez donné ! Ça ma fait rendre tout ce que j'avais dans l'estomac. — Comment mauvais ! est-ce que ça a du goût par cette ouverture ? Et cette fois mon geste dut être beau et expressif, car elle comprit. Mais je ne l'ai pas mis dans cette ouverture, j'ai mis le bout dans la bouche,.. On ne peut pas être plus bête ! Telle fut ma réponse

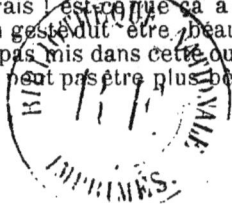

peu galante, je l'avoue, et que je regrette d'autant plus que c'était l'intelligente épouse d'un intelligent conseiller municipal. »

Que fût-il arrivé, si, au lieu de ce remède inoffensif, j'avais prescrit la liqueur de Van-Swieten ? J'étais déclaré l'empoisonneur d'une *femme du pays*, d'une mère de famille, et ces bons paysans ne me l'auraient jamais pardonné. La famille de la victime me demandait cent mille francs de dommages, vu les précieuses qualités de la défunte, et pour plaire à l'opinion publique un aimable magistrat me poursuivait pour homicide par imprudence.

Il aurait sans doute établi que j'avais négligé de coller sur la canule l'étiquette rouge : « Pour l'usage externe » et se serait contenté de solliciter en ma faveur quelques mois de prison.

J'avoue que depuis cette véridique aventure, j'ai beaucoup plus de considération pour les vétérinaires et que lorsque j'en rencontre un de ma connaissance, je lui serre la main en l'appelant « Mon cher Confrère. »

L'ECHO MEDICAL DES CEVENNES

Octobre 1903.

Le Calomel

A l'heure de l'apéritif, je suis heureux de me glisser à la pharmacie du Pilon d'Or, où pontifie mon vieux camarade Homais, pharmacien de 1re classe. N'allez pas croire que nous buvions de ces affreuses mixtures décorées de noms pompeux « absinthe oxygénée, quinquina hygiénique », nous avons trop souci de notre santé. « Guenille que guenille, ma guenille m'est chère ». Mon plaisir est de voir le défilé des clientes qui viennent demander des *petits conseils*. — Bonjour, M. Homais. Je viens de consulter les deux meilleurs médecins de la ville pour ma vieille bronchite, dites-moi quelle est la meilleure de ces deux ordonnances. Homais me jette un coup d'œil railleur et, dans le doute, se prononce pour l'ordonnance la plus chère.— Voyez M. Homais, ma petite a des boutons plein le corps. Le docteur dit que c'est une dermatose, mais il n'y connait rien. Moi je crois que c'est un sang retourné. Qu'en pensez-vous ? On dit que pour les enfants vous êtes plus entendu que les médecins.

Mon ami Homais se rengorge et me jette un petit regard malin, qui a l'air de dire : « attrape ça, mon vieux ».

Après avoir bien examiné l'enfant, il délivre 50 cent. de calomel ; et surtout ne donnez aucun aliment salé, car vous transformeriez le proto en bichlorure de mercure, qui est un violent poison ». Et avec l'assurance du devoir accompli, il salue sa cliente.

— Comment, mon ami, vous qui êtes plus « entendu que les médecins » après trente ans de pratique, vous croyez encore à cette vieille rengaine du calomel se transformant en sublimé ! Sa calotte de velours noir brodé d'or commence à s'agiter sur sa tête. « Que dans un matras à température élevée cette transformation s'opère, mais dans le corps humain les conditions sont toutes différentes, et il ne faut pas prendre l'estomac pour une cornue bien qu'il en ait la forme». La calotte du père Homais, semblable à la chechia de Tartarin, danse une sarabande qui indique une violente tempête sous-cranienne.

« Puis, vous n'avez pas réfléchi que l'estomac contient toujours en abondance de l'acide chlorhydrique et du chlorure de sodium, et que la transformation ne manquerait pas de se produire, quelque précaution que vous preniez. Avez-vous jamais entendu dire qu'un enfant ait été empoisonné par du calomel ? La calotte fléchit, s'affaisse, un calme plat succède à la tempête ; son propriétaire ouvre la bouche, mais aucun son ne s'échappe. — Voyons, mon ami, je fais appel à votre jugement et à votre bonne foi. Abjurez votre vieille erreur, comme je l'ai fait moi-même, sur l'autel de la raison, dirait M. Prudhomme.

— C'est pourtant vrai que je dis une bêtise depuis trente ans et je suis prêt à faire amende honorable, en place de Grève, en chemise, un cierge de dix livres à la main et la corde au col. Mais je voudrais bien que les professeurs qui me l'ont enseignée, s'ils sont encore en vie, viennent l'abjurer avec moi.

Et dire qu'aux examens ils ont dû coller des candidats qui ignoraient cette erreur.

Décidément les dieux s'en vont ! Mais il est écrit qu'il y aura toujours des juges assez sûrs de leur perspicacité pour condamner des innocents (infortuné Danval) et des professeurs assez convaincus de leur savoir pour coller de malheureux candidats.

Pauvre humanité ! ! !

LA CONSULTATION MEDICALE

Paris, Octobre 1902

Confession Médicale

Si on réunissait toutes les erreurs de diagnostic dues à des causes extra-médicales, on pourrait faire un gros volume, et la suivante serait bien digne d'y prendre place.

Je suis appelé auprès d'un adolescent dont les urines forment au fond du vase un dépôt abondant, jaune terreux. mais pas de pus. Cet enfant ayant été atteint quelques mois avant d'une forte fièvre qui a duré plusieurs jours et d'une forte douleur à la région lombaire, je diagnostique une néphrite chronique. J'institue un traitement par les balsamiques, mais sans résultat. Un médecin appelé en consultation porte le même diagnostic et toute la lyre des balsamiques est essayée sans plus de succès. Alors nous brûlons notre dernière cartouche : l'enfant est envoyé aux eaux sulfhydriques de Bondonneau.

Elles ont un tel effet que le jour même de son arrivée, avant d'avoir pris un bain et bu une goutte d'eau, les urines étaient d'une limpidité parfaite. Après un traitement de 15 jours, l'enfant revient et le

jour même de son arrivée les urines sont aussi sales qu'autrefois...
C'était par trop fort !

Je finis par où j'aurais du commencer.

J'examine bien le vase et je m'aperçois qu'il est en fonte émaillée,
que l'émail est bien conservé à l'extérieur mais détruit à l'intérieur.
Il arrivait donc durant la nuit que les urines attaquaient la fonte et
formaient une rouille abondante qui rendait les urines alcalines et
d'un aspect tout à fait semblable à celles des néphrites chroniques.
Je sais bien que j'aurais pu éviter cette erreur en faisant une analyse
sérieuse : mais que celui qui a la conscience assez pure pour voir
lever l'aurore me jette la première pierre. Certainement il nous fau-
drait la circonspection du serpent, choisi avec raison pour l'em-
blème de la médecine. C'était un profond psychologue ce professeur
qui se fait apporter l'urine d'un diabétique, y trempe le doigt pour la
goûter et fait circuler la coupe parmi les étudiants ; quand ils l'eu-
rent tous bien dégustée, il leur déclara qu'ils manquaient de la qualité essentielle pour un médecin, l'esprit d'observation. Ils n'avaient
pas remarqué que le maître avaient bien trempé l'index dans l'urine,
mais qu'il avait porté à sa bouche le doigt médius « Impudicus di-
gitis ». en latin.

Si chaque confrère voulait faire sa confession, nous en appren-
drions d'amusantes.

A mes débuts, j'étais timide comme une jeune fille, me raconte un
ami. Je suis appelé auprès d'une jolie femme dont la beauté me
trouble ; elle se plaignait du ventre. En rougissant je pose une main
craintive sur cette région et après avoir griffonné une ordonnance
j'allais partir. Mais la dame, moins craintive que moi « Oh ! ces
femmes, quel aplomb ! et combien je l'envie » ! me rappelle. Je voudrais bien maintenant que vous m'examiniez. — Mais c'est ce que je
viens de faire, Madame. — Pas du tout, c'est ce que j'avais sur le
ventre et elle me sort un superbe cataplasme qui me couvre de
confusion.

Aujourd'hui que j'ai de l'expérience, ma timidité a disparu et ne
me contentant plus d'explorer les ventres au dehors je les explore
au dedans.

Croyez-moi, jeunes confrères, ne ménagez pas trop la pudeur de
vos jolies clientes; ne soyez pas superficiels, allez au fond, toujours
au fond ; c'est là que vous trouverez le succès.

C'est la grâce que je vous souhaite.

LE MONITEUR MÉDICAL

Paris, Mars 1907.

La Belladone

S'occuper de thérapeutique est tout à fait démodé: cette science
est vieille comme le monde et ne rapporte pas grand honneur à ses
adeptes ; l'observation la plus juste pouvant être toujours contestée.

Parlez-moi d'ue expérience de laboratoire que personne ne contestera, parce que personne ne la vérifiera et qui posera son auteur.

Et pourtant quel vaste inconnu dans la thérapeutique. même parmi les médicaments les plus connus.

Ces réflexions me sont inspirées par l'étude de la Belladone.

La belladone en décoction mélée à des corps gras formait certains cosmétiques qui avaient la propriété de faire disparaître les rougeurs (couperose) et les boutons (acne juvenis) de la face. Elle rendait les femmes belles (belladona) Granel, Dr ph.). La belladone supprime la sensibilité, témoin le cas que cite Rabuteau, d'un soldat qui, ayant mangé des baies de belladone prenait son pouce pour sa pipe et s'efforçait de l'allumer sans aucune souffrance. Les anciens savaient mettre cette propriété à profit.

L'auteur de *Quo Vadis* nous dit que les chrétiens qui étaient martyrisés dans les arènes avaient tous les yeux dirigés vers le ciel, ce qui intriguait fort les païens.

Cet effet résultait de la dilatation extrême de la pupille. Il est probable que les parents ou amis des condamnés leur administraient de fortes doses de belladone dans un but humanitaire pour les rendre insensibles aux supplices et aussi pour éviter que la douleur les poussât à renier leur foi. La belladone remplaçait le « haschish », administré aux Indes aux veuves qu'on brûle sur le bûcher de leur mari. Il m'a été donné de voir toute une famille empoisonnée par la mandragore (ses effets sont identiques à ceux de la belladone) ils étaient tous d'une gaîté folle et insensibles aux injections hypodermiques d'éther. Evidemment la belladone ne peut pas remplacer le chloroforme ou l'éther comme anesthésique, car il faut employer des doses toxiques. Mais ces doses toxiques peuvent rendre dés services remarquables dans certains cas que je vais citer.

Une femme accouchée depuis 20 jours était hébétée et prononçait constamment un seul et même mot. Un confrère est appelé en consultation : Etiologie obscure, grippe ou intoxication alimentaire. Diagnostic : Encephalite. Traitement anodin : purgatif, Benzonnaphtol. Pas d'amélioration après quelques jours. Je dis alors au mari : Je connais un médicament un peu dangereux mais qui peut produire un excellent effet. Me permettez-vous de l'essayer ? Sur sa réponse affirmative, j'administre à la malade des pilules de belladone jusqu'à la période d'excitation qui est l'indice d'une légère intoxication. L'effet fut merveilleux, elle retrouva immédiatement ses facultés et la guérison fut complète.

Quelque temps après, je soignais une femme atteinte de méningite cérébro-spinale de nature grippale. Elle était dans un état absolument tétanique, tout le corps rigide comme une statue, toutes les fonctions abolies. Un médecin appelé en consultation la déclare absolument perdue. Avec l'autorisation du mari j'essaye la belladone. Ne pouvant pas l'administrer par la bouche, par suite de la contracture des maxillaires, je l'emploie en lavements fractionnés. Après une forte dose que je ne puis préciser tous les symptômes disparaissent, toutes les fonctions se rétablissent, la femme reconnaît son entourage et parle à tous. Depuis 30 ans que j'exerce la médecine, je n'ai jamais vu un médicament produire un effet aussi magique.

Cette guérison si inespérée frappa tout le monde d'étonnement ; on me déclarait un grand médecin et je me laissais convaincre volontiers, mais notre joie ne fut pas de longue durée et vingt heures après un retour offensif de la maladie enlevait brusquement la malade.

Chez cette femme le terrain était très mauvais ; elle avait un fils idiot de naissance et un autre fils a succombé à l'âge de 17 ans à une typhoïde méningée. Il est bien permis d'espérer que la guérison aurait été définitive si le terrain avait été meilleur. J'engage vivement mes confrères à expérimenter cet héroïque médicament dans des cas semblables : que risque-t-on dans des affections aussi graves ? Si nous considérons l'effet si remarquable de la belladone dans la sensibilité générale, l'encéphalite, la méningite cérébro-spinale, la dyspepsie nerveuse et l'hyperchlorydie, on est obligé de reconnaitre à ce médicament une action générale sur l'encephale et le bulbe, action décongestive puissante mais peu connue et mal étudiée, ce qui justifie le préambule de cette étude.

L'ÉCHO MEDICAL DES CEVENNES

Janvier 1903.

Causerie Médicale

Tout le monde a dit son mot dans la question de l'encombrement médical, mais la cause ne me parait pas encore entendue (*ul huc sub judice lis est)* et je ne vois pas pourquoi je ne dirais pas le mien, bien que personne ne me le demande. Allons-y ! comme dit le général dans la grande affaire. Quand on veut que ses affaires marchent bien, il faut les faire soi-même.

Pourquoi n'imiterions-nous pas les typographes qui, trouvant comme nous que leur profession est trop encombrée, ont fait apposer dans toutes les villes des affiches faisant connaître la situation aux familles. Si ce genre de publicité manque de dignité pour notre corporation, reste la presse politique. Ce moyen bien simple me parait très efficace, mais on ne l'emploiera pas : *Quos vuel perdere Jupiter dévuentut.*

Un excellent débouché qui pourrait diminuer l'encombrement nous est fourni par les professions qui côtoient la nôtre et réclament notre concours : l'art dentaire, l'orthopédie, les assurances contre les accidents, l'exploitation des eaux minérales. Voyez quel splendide résultat a obtenu la Société des Eaux Minérales de France en exploitant quelques sources. Si deux ou trois sociétés semblables fonctionnaient, ce serait une retraite très suffisante assurée à tout le corps médical.

Ce mouvement se dessine, mais trop timidement.

Je comprends qu'on hésite quand on a conquis le titre envié et sonnant bien de *Docteur,* à entrer dans la peau d'un dentiste (ce n'est pas ce qu'on a rêvé) mais *primo vivere.* Tout n'est que préjugé et autant vaut la spécialité de la mâchoire que celle des voies urinaires. Ne nous gobons pas trop et n'oublions pas le mot de ce Marquis dont on sollicitait le suffrage en faveur d'un médecin qui aspirait à la Chambre des Pairs : « Un médecin ! fi ! c'est un homme à qui on peut montrer son derrière pour une pièce de vingt francs » et même moins.

La question de l'encombrement médical a été traitée à fond et je n'ai pas la prétention de dire des nouveautés ; mais quand un clou est dur à enfoncer il faut que tout le monde y tape dessus. J'oubliais une bra che extra-médicale, qui constituerait un excellent débouché si on pouvait la ravir à ceux qui l'exploitent si fructueusement. Je veux parler de l'Industrie des guérisons miraculeuses. Quelle superbe spécialité pour les médecins psychologues ! Toutes les religions antiques et modernes l'ont exploitée avec un égal succès. Les Musulmans de l'Algérie ont un *Marabout* qui rend fécondes les femmes stériles ; il leur suffit de faire un trou en terre et d'y tourner un bâton dedans. Ne trouvez-vous pas ce geste bien symbolique ?

Voici une guérison miraculeuse, authentique, qui n'a pas eu le retentissement qu'elle méritait :

« Une jeune fille devenue muette à la suite d'une fièvre typhoïde, allait tous les soirs faire une neuvaine au pied d'une statue de la Vierge qui domine une montagne à laquelle est adossée la ville de... Un soir, un soldat très entreprenant (ils le sont tous), oubliant un moment Bellone pour Vénus, voulut...................... La jeune fille, prise d'une violente frayeur, cria « Maman » et retrouva l'usage de la parole. »

Qui a fait le miracle ? le soldat ou la Vierge ?

L'ECHO MEDICAL DES CEVENNES

Mai 1907.

Dyspepsie nerveuse, nervomotrice, flatulente

Cette affection, sous la dépendance complète du système nerveux, justifie pleinement son nom et répond à un type clinique bien défini. Elle est déterminée par une faiblesse native du système nerveux portant surtout sur le grand sympathique, de telle sorte que l'estomac et l'intestin innervés par lui sont également atteints. C'est donc l'effet d'une dégénérence, d'une tare constitutionnelle. Les digestions sont lentes, incomplètes, déterminent des fermentations produisant des gaz sulfydriques abondants et des acides nombreux : lactique, butyrique, etc. ; les acides dissolvent les sels calcaires des aliments qui, au lieu de se porter sur les os et les tissus, sont entraînés par les urines. — Le rachitisme n'a pas d'autre étiologie — Ils congestionnent également la muqueuse du tube gastro-intestinal et au naso-pharynx le point le plus irritable par suite du contact de l'air s'établit chez les enfants une rhinite chronique dont l'aboutissant est la destruction des cornets : l'ozène.

Cet ozène qui a provoqué tant de controverses, déclaré successivement d'origine scrofuleuse, tuberculeuse, microbienne, n'est donc déterminé que par un trouble de la nutrition et disparait avec lui. Chez le vieillard l'irritation de ces acides sur les muqueuses et la stase veineuse provenant de la compression exercée par les gaz si abondants de l'intestin déterminent un trouble des annexes des organes génitaux dont le reflexe cerebro médullaire provoque des idées et actes lubriques qui font de ces malades des pseudo-criminels qui méritent plutôt l'hôpital que la prison. L'herpétisme qui depuis longtemps n'est plus une diathèse est une manifestation de cette dyspepsie, de même que l'impetigo et l'acné juvénis. A quels caractères reconnaître une affection si importante à dépister à cause de ses méfaits ?

La langue a ses bords rouges, les papilles soulevées, sa surface est recouverte d'un enduit blanc nacré. L'irritation des glandes buccales et rectales fait que le malade bave la nuit et a un léger suintement à l'anus le jour. Les mains sont toujours chaudes. Le sujet est très sensible aux variations de température. L'abdomen est distendu par des gaz sulfhydriques : Diarrhée ou constipation opiniâtre : constipation quand les fermentations portent sur les aliments albuminoïdes ; diarrhée quand elles portent sur les féculents ; telle est l'explication de cette *diarrhée matutinale* si réfractaire qui a tant intrigué les cliniciens. Cette affection est héréditaire, elle apparaît dès le plus bas âge, s'améliore par une température modérée et avec l'âge, mais s'exaspère par une température froide et surtout au printemps.

L'analyse des acides de fermentation de l'estomac ou de l'urine permet de diagnostiquer sûrement cette dyspepsie, mais il est un procédé bien plus simple. Il suffit de faire prendre le matin à jeun une cuillerée à café de carbonate de chaux finement pulvérisée dans un verre d'eau ou de lait ; une heure après les acides de fermentation ont mis l'acide carbonique en liberté et le sujet est transformé en véritable *pétomane*.

Le traitement est aussi simple qu'héroïque ; il consiste à boire très chaud aux repas et hors des repas, en toute saison. Toutes les boissons sont bonnes : eau vineuse, tilleul, thé, infusions de menthe, d'anis, fenouil, après le repas. Les boissons chaudes ont une action décongestive, sédative, stimulante sur l'estomac et l'intestin par l'intermédiaire du grand sympathique. La belladone a un effet semblable mais affaiblit l'appétit ; c'est néanmoins un précieux auxiliaire. Le Cte de chaux qui est la base de tant de poudres qui ont eu leur moment de vogue (Paterson, Dubois, de Cook, Sel de Hunt) sature bien les acides de fermentation momentanément, mais n'empêche pas leur reproduction. Ce traitement est bien simple, mais il fallait le trouver. Il nous est venu d'Amérique, mais renouvelé des Romains (on a découvert à Pompei des établissements où on ne consommait que des boissons chaudes aromatiques) G. Sée l'a prôné en France, mais il est encore peu employé.

Quant au régime si compliqué que les auteurs établissent avec tant de soins et qui est l'unique traitement qu'ils opposent à cette affection, on peut dire qu'il est absolument illusoire. Le malade doit donner la préférence aux aliments qu'il digère le mieux : il est son meilleur médecin. A l'un, le régime carné, à l'autre le régime végétarien ; à l'un des boissons abondantes, à l'autre des boissons rares, chaque malade présentant des particularités qui ont pu faire dire qu'il n'y avait pas des dyspepsies, qu'il n'y avait que des dyspepsiques.

BONDONNEAU GAZETTE 1903

La Cystite chronique à Bondonneau

Tous les praticiens savent combien est longue et difficile la cure de la cystite chronique. Nos anciens l'avaient classée avec raison au nombre des affections, rarement curables, qu'ils surnommaient « l'opprobre de l'art. »

Les heureux résultats obtenus dans ce cas ne sont pas dus aux produits sortis des laboratoires des chimistes allemands, mais à cette vieille thérapeutique que les jeunes médecins dédaignent trop, à cette clinique thermo-minérale qu'ils n'accueillent qu'avec scepticisme. C'est pour réagir contre cette tendance médicale que nous publions cette observation :

M. X..., 40 ans, interprète militaire, a eu, à la suite d'un coït suspect, une blennorrhagie subaiguë guérie dans l'espace de quelques jours, presque sans traitement ; quelque temps après il s'aperçoit que l'urine sort par un mince filet bifide le plus souvent et ressent une douleur au périnée. Il consulte successivement deux jeunes médecins qui le traitent sans succès par tous les antiseptiques les plus nouveaux. Il se présente à ma consultation et je constate par le toucher rectal que la prostate est fortement tuméfiée : une sonde d'un fin calibre a de la peine à franchir la portion prostatique du canal. L'urine présente un dépôt considérable d'épithélium.

En présence de cette congestion chronique, je pense à l'eau de Bondonneau qui, grâce à ses principes (iode, arsenic, chlorure de sodium) a un effet résolutif si puissant et pour tout traitement, je prescris l'usage interne de cette eau à la dose d'une bouteille par jour. Après trois mois de traitement, l'urine ne contient plus qu'un léger dépôt et la prostate est tellement diminuée que je peux introduire une sonde de calibre 12 de la filière française.

Il continue le même traitement durant trois mois encore et la guérison est presque complète, au point qu'il introduit lui-même une sonde du numéro 18.

Pour affermir sa guérison et aussi par reconnaissance, le malade va passer un mois au Sanatorium de Bondonneau et part complètement guéri.

Durant le cours du traitement, le sujet qui, sans être obèse, avait le poids respectable de 94 kilos, avait perdu 10 kilos. Cet effet, qu'il n'avait pas recherché, n'était pas cependant négligeable et justifiait pleinement la réputation dont jouit l'eau de Bondonneau contre l'obésité.

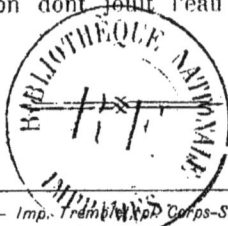

12

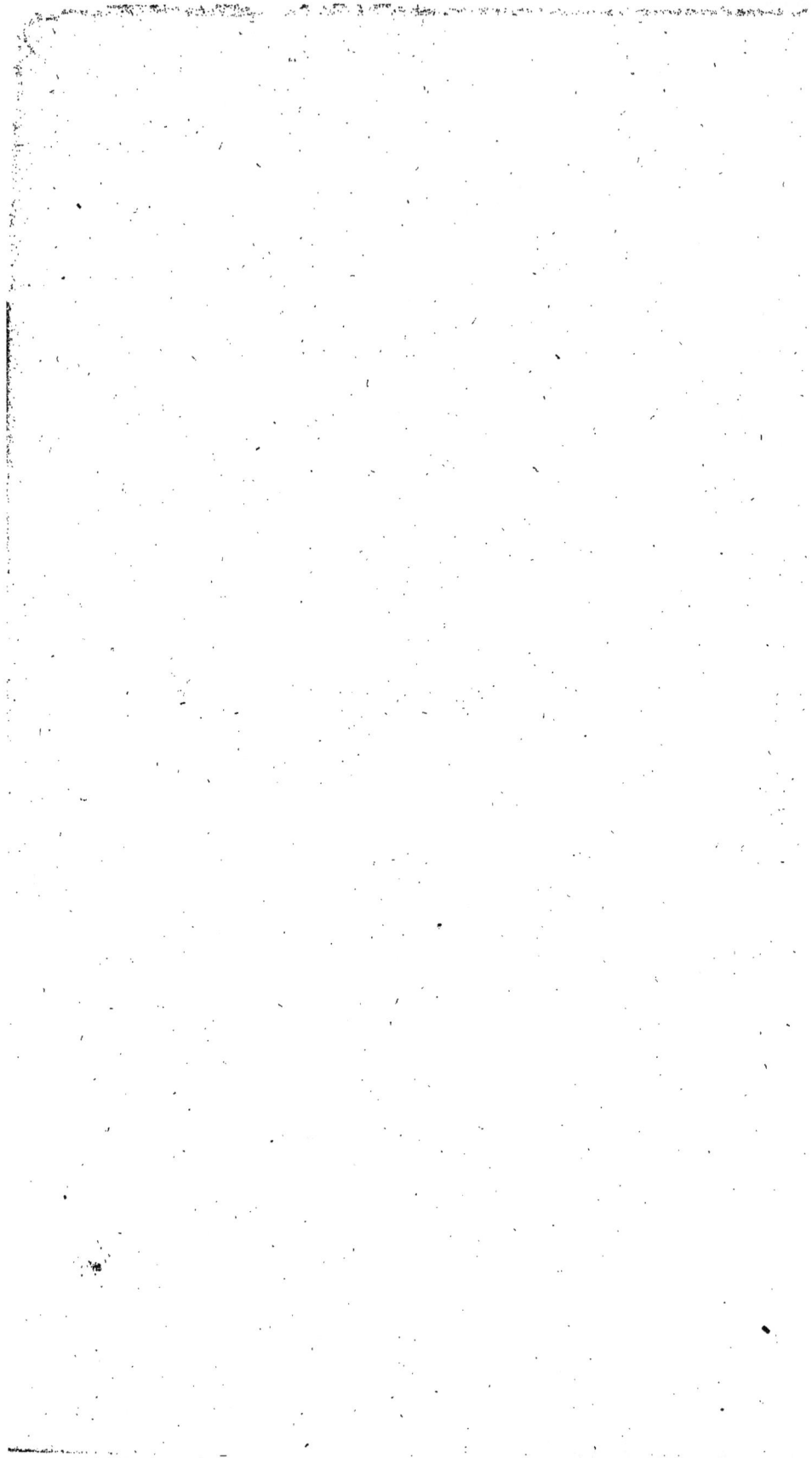

www.ingramcontent.com/pod-product-compliance
Lightning Source LLC
Chambersburg PA
CBHW060513200326
41520CB00017B/5022